DE L'OPÉRATION

D'IRIDECTOMIE

DANS LE

GLAUCOME, LA CATARACTE COMPLIQUÉE,

LE STAPHYLOME

Et quelques autres Maladies graves du Globe de l'Œil

OBSERVATIONS PRATIQUES

PAR LE

Docteur Emile MARTIN,

Médecin oculiste du Bureau de Bienfaisance de Marseille,
Membre correspondant de la Société de Médecine pratique de Paris,
de l'Académie royale de Cosenza (Italie), etc., etc.,
Directeur de l'Institut Ophthalmique de Marseille.

❦

MARSEILLE

IMPRIMERIE NOUVELLE A. ARNAUD, RUE VACON, 21.

1867

Lorsque M. de Grœfe proposa, il y a quelques années à peine, l'*iridectomie* (1), dans le but de rémédier à des maladies oculaires, réputées jusqu'alors incurables, sa proposition jeta l'émoi parmi les chirurgiens et souleva les discussions les plus opposées. Mais, depuis lors, l'expérience a fait justice de l'appréhension avec laquelle la nouvelle méthode avait été accueillie et aujourd'hui elle commence à prendre un rang incontestable dans la thérapeutique chirurgicale.

Voué à la pratique de l'ophthalmologie au milieu d'un centre considérable de population et à la tête d'établissements spéciaux, j'ai pu pratiquer moi-même, un grand nombre de fois, cette opération depuis cinq ans et me convaincre que, si elle est pratiquée avec discernement et avec les précautions minutieuses qu'elle nécessite, elle donne souvent des résultats merveilleux que le praticien peut quelquefois apprécier d'avance avec une certitude presque mathématique.

Je ne ferai pas ici l'exposition du procédé opératoire; je l'ai décrit dans une publication antérieure. Je me bornerai, à

_____

(1) Iridectomie. (Opération qui consiste à exciser une partie plus ou moins considérable de la membrane iris).

rapporter les opérations que j'ai pratiquées pendant les quinze derniers mois qui viennent de s'écouler. Ces observations suffiront, je l'espère, à démontrer l'efficacité de la nouvelle méthode dans une série d'affections reconnues très graves, telles que :

L'irido-choroïdite, le glaucôme aigu et chronique, les staphylômes, les cataractes compliquées, etc., etc.

Mon but sera entièrement atteint si ces quelques pages, extraites d'un mémoire de plus longue haleine, conduisent à mettre en pratique une opération chirurgicale, qui diminue considérablement le nombre, si grand encore, des cécités complètes.

OBSERVATIONS.

Irido-choroïdite. — *Perte de la vue accompagnée de douleurs violentes.* — *Rétablissement complet quelques jours après l'opération.*

(obs. 1.)

Louise Espié de Château-Gombert, banlieue de Marseille, âgée de 21 ans. Je pratique l'iridectomie, et trois jours après elle commence à vaquer à quelques petits travaux. Le septième jour elle vient à Marseille. Sa vue est parfaite. La guérison ne s'est pas démentie depuis quinze mois.

(obs. 2.)

Mme ...., demeurant rue de l'Abbé-de-l'Epée, 48, à Marseille. Même maladie. J'opère l'œil gauche. L'opération est suivie de la cessation des douleurs et du rétablissement de la vision.

Irido-choroïdite à la suite d'opérations de cataractes par la méthode d'abaissement. — Douleurs vives depuis un mois. Iridectomie. — Guérison.

(OBS. 3.)

M. Roubaud, médecin à Orgon (Bouches-du-Rhône) , a été opéré par la méthode d'abaissement par un praticien distingué de la Faculté de Montpellier. Peu de temps après l'opération, il est survenu des douleurs intolérables dans l'œil et le côté correspondant de la tête , du larmoiement, une vive rougeur de la conjonctive oculaire, une atrèsie presque complète de la pupille, etc., etc...

Les narcotiques, les antipériodiques, les révulsifs ont été appliqués sans succès pendant un mois environ.

Appelé auprès du malade, je pratique l'iridectomie et j'ai la satisfaction de calmer immédiatement ses douleurs et d'obtenir peu de temps après une guérison complète.

(OBS. 4.)

M. G.... propriétaire, est dans le même état que le malade précédent; il a été opéré par abaissement par un opérateur de passage et il endure de violentes douleurs. L'iridectomie et l'extraction du cristallin amènent un soulagement immédiat et la conservation de l'œil.

Irido-choroïdite chronique. — Douleurs vives malgré la perte complète de la vue. — Iridectomie. — Guérison

(OBS. 5.)

M. C...., grainetier à Sainte-Marthe (banlieue de Marseille), s'est présenté à mon cabinet il y a deux ans environ. Son œil gauche était alors le siége de douleurs vives s'irradiant vers le côté correspondant de la tête. L'œil était dur au toucher, la conjonctive injectée, l'iris proéminent et la pupille obscure et rétrécie. Il y avait des exsudations dans l'humeur vitrée, etc., etc....; toutefois, le malade distinguait encore le jour de la nuit. Je lui proposais l'iridectomie , à laquelle il ne crut pas devoir se soumettre. Sept à huit mois après, M. C ... revint me demander s'il y aurait encore possibilité de calmer ses souffrances , qui s'étaient accrues malgré des traitements de tout genre. L'examen que je fis, me démontra que la sensibilité de la rétine était complètement anéantie. Je ne pus promettre au malade que la cessation de ses douleurs. En effet, je pratiquais l'iridectomie, et les douleurs ne tardèrent pas à s'apaiser. M. C. , que j'ai revu, il y a peu de temps encore , a conservé son œil et a le regret de ne pas avoir accepté l'opération lors de ma première visite. Pratiquée à cette époque, elle lui aurait conservé un peu de vision.

Glaucôme inflammatoire chronique. — Iridectomie. — Guérison.

(OBS. 6.)

Mme X...., demeurant à Marseille , place de la Préfecture n° 2 , mère de la concierge de la maison Paranque, m'est amenée de Toulouse, atteinte d'un glaucôme de l'œil gauche qui a aboli chez elle presque complètement la faculté visuelle. Son œil droit est détruit. L'examen ophthalmoscopique confirme le diagnostic. Je pratique l'iridectomie, et peu de jours après, son rétablissement est complet. La vision est parfaite et depuis un an sa guérison ne s'est pas démentie.

(OBS. 7 ET 8.)

Mme Vial, 70 ans, demeurant à Marseille , plaine Saint-Michel, n° 40, au second étage, est guérie pour une affection semblable des deux yeux. Sa vision est excellente.

(OBS. 9.)

Mme G..., rue Kléber, est atteinte d'une maladie semblable, avec douleurs vives à l'œil droit. L'opération est suivie en quelques jours d'un résultat parfait.

(OBS. 10.)

M. Garcin, chapelier, demeurant à Marseille, rue des Templiers, 11 (près la Bourse), a perdu l'œil droit, il y a cinq ans environ, à la suite de deux accès violents de glaucôme. L'œil gauche est frappé de la même maladie depuis quatre mois. De vives douleurs se déclarent, le globe devient dur au toucher, le symptôme ophthalmoscopique du glaucôme (excavation papillaire), est très évident. La vision est d'ailleurs presque complètement abolie.

J'opère au milieu de la crise et j'obtiens dès le soir même un soulagement complet. Quelques jours après la vision était parfaite, et M. Garcin reprenait ses occupations journalières. Depuis lors, les douleurs n'ont plus reparu et la faculté visuelle est aussi parfaite que possible.

(OBS. 11.)

Mme veuve Barral, demeurant rue Noailles, 16, est guérie pour un cas semblable. Les douleurs étaient intolérables et la faculté visuelle avait presque entièrement disparu. Quatre jours après l'opération, la vision était parfaite. La pauvre malade n'a pas joui longtemps de l'heureux résultat qu'elle avait obtenu. Elle a succombé un mois après, à la suite d'une fièvre pernicieuse.

(OBS. 12.)

Mme C..., demeurant à Marseille, boulevard Chave, n° 24, est atteinte d'un glaucôme chronique accompagné de douleurs violentes, de rétrécissement du champ visuel, dureté du globe, excavation papillaire, etc., etc... L'iridectomie, pratiquée en présence de mon honorable confrère le docteur Goy, a fait cesser les douleurs, et au bout de trois jours la vision a été parfaite Mme C... lit parfaitement avec cet œil, et exécute même les travaux les plus délicats.

———

Staphylôme antérieur de la sclérotique. — Leucôme. — Douleurs vives.— Perte de la vue. — Iridectomie.— Guérison.

(OBS. 14.)

Mlle . ..., domestique chez M. C..., boulevard du Musée, 29, à Marseille, est opérée de l'œil gauche, les douleurs disparaissent, la faculté visuelle se rétablit, et sept jours après la malade peut reprendre son service.

(OBS. 15.)

Mlle Adèle ..... est opérée, boulevard Vauban, 19, au deuxième étage. Les douleurs disparaissent dès le premier jour, et la vision se rétablit pleinement par la nouvelle pupille pratiquée dans la partie supérieure du champ pupillaire. Enfin le globe oculaire, qui était volumineux et déformé, a retrouvé sa forme normale. Cette malade avait suivie de longs et nombreux traitements sans aucun résultat.

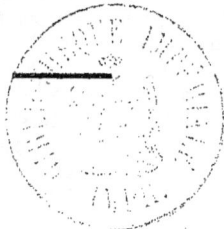

Staphylôme antérieur de la sclérotique très avancé. — Leu-côme ancien très étendu. — Douleurs vives. — Perte de la vue depuis dix ans.—Iridectomie.—Cessation des douleurs. — Conservation de l'œil.

(obs. 16.)

Mme M....., demeurant rue Torte, 18 , à Marseille, a perdu la vue de l'œil gauche depuis dix ans. L'œil est devenu staphylômateux. Il n'y a aucune espérance de lui rendre la vision , mais les douleurs sont si intolérables qu'elle désire être débarrassée de sa maladie. Je pratique l'iridectomie et les douleurs disparaissent dès le jour même. Le staphylôme n'existe plus : la cornée est leucômateuse, mais Mme M. . peut librement vaquer à ses travaux journaliers.

Cataractes compliquées d'adhérences. — Perte de la vue. — Iridectomie et extraction du cristallin. — Rétablissement de la faculté visuelle.

(obs. 17.)

Mohamed X... m'est présenté par M. Benani, négociant à Marseille. Il a une cataracte à l'œil droit depuis plusieurs années, et l'œil gauche est menacé d'une opacité semblable Je pratique l'extraction combinée avec l'iridectomie, et huit jours après il distingue les objets les plus tenus. Le quinzième jour, le malade a pu se mettre en mer pour retourner au Maroc.

(obs. 18.)

M. J..., demeurant boulevard Chave, n° 30, à Marseille, était atteint d'une cataracte adhérente de l'œil droit. Je l'ai opéré de la même manière et il a pu se lever le troisième jour, la cicatrisation étant presque complète. Peu de jours après il faisait une promenade ; sa vision était excellente. Il lit les caractères les plus fins , savoir n° 1 de l'échelle de Jœger. Sa guérison s'est maintenue parfaite depuis huit mois.

(obs. 19.)

Mme Louise Peisollet, demeurant rue de Suez , 26 (quartier des Catalans), est également opérée d'une cataracte capsulo-lenticulaire adhérente de l'œil gauche. Le septième jour elle vient me voir à mon cabinet. Sa vue est aussi parfaite que possible.

(OBS. 20.)

Mme B...., rue Fongate, 1, à Marseille, est opérée d'une cataracte aride siliqueuse, avec des adhérences anciennes autour de la pupille. L'opération offre dès difficultés considérables. Les adhérences épaisses ne peuvent pas être détachées sur toute la circonférence, et je suis obligé de laisser toutes celles de la partie supérieure du champ pupillaire, me bornant à pratiquer l'iridectomie et à inciser une portion de la membrane opaque; aucun accident grave ne survient, et M. B. peut sortir quelques jours après. Mais la faculté visuelle n'est pas rétablie complètement. Il reste encore, dans le champ pupillaire, une portion de membrane qui s'oppose à l'exercice facile de la vision et qui nécessiterait, si on tenait à un résultat complet, une seconde opération.

(OBS. 21.)

M. X ..., à Entrechaux, petite commune du département de Vaucluse, est opéré, il y a cinq mois, d'une cataracte adhérente de l'œil gauche en présence du docteur Isnard de Malaucène. Les suites sont simples, et peu de jours après mon confrère m'écrit que le succès est aussi complet que possible.

(OBS. 22.)

M. ...., demeurant rue Vacon, n° 26, au 4e étage, est opéré d'une cataracte adhérente. Il se lève le second jour. Les suites sont très simples. La vision est excellente.

Les observations que je viens de relater et dont je pourrais multiplier le nombre si je voulais faire un retour vers ma pratique des années précédentes, me permettent d'établir d'une manière précise les diverses indications de l'iridectomie.

Dans l'irido-choroidite, le staphylôme et le glaucôme aigu ou chronique, maladies réputées incurables, par les moyens thérapeutiques ordinaires, l'iridectomie est la seule méthode curative! Les observations citées plus haut le démontrent d'une manière incontestable. Pas un seul malade, en effet, n'a été opéré sans avoir suivi préalablement avec insuccès les traitements les plus divers.

Il convient cependant, pour obtenir de bons résultats, que les malades ne temporisent pas trop longtemps et n'attendent pas, pour se décider à l'opération, de ne plus avoir aucune sensation visuelle. Dans le glaucôme, un retard d'un jour, de quelques heures même, peut faire perdre tout espoir de rétablissement de la faculté visuelle. J'ai été récemment consulté par M. J......, habitant Marseille, qui a perdu l'œil gauche irrévocablement pour avoir temporisé. Il a hésité quelques jours et son hésitation a laissé s'évanouir le peu de vue que l'opération pouvait faire espérer. Je n'ai plus revu ce malade, mais un mois s'est écoulé et j'ose affirmer que la vision est certainement perdue sans retour.

M. Garcin, rue des Templiers, 11, que j'ai cité plus haut (obs. 10), avait perdu l'œil gauche en quelques heures pendant un deuxième accès de glaucôme, malgré les émissions sanguines et les dérivatifs de toute espèce employés par un confrère de Marseille. Son œil droit, malade depuis quelque temps, fut atteint d'un accès pendant lequel la faculté visuelle disparut presque complètement; il me fit appeler et je dus l'opérer le soir même avec le secours de la lumière artificielle. J'aurais craint qu'une temporisation même de quelques heures ne me permît plus de lui restituer une somme de vision suffisante. J'ai dû à ma rapidité d'action, la satisfaction d'obtenir un résultat aussi parfait que possible.

Après les cas où l'*iridectomie* agit comme *curative* se présentent ceux où elle agit comme *restauratrice*. Ce sont les leucômes, les opacités simples ou compliquées d'adhérences, enfin les occlusions pupillaires. Ici l'opération est pratiquée dans l'intention de rouvrir aux rayons lumineux le passage que la maladie a obstrué. Le manuel opératoire varie suivant les cas, mais si on ne néglige aucune des précautions que l'habitude suggère, l'iridectomie donne encore des résultats remarquables et bien satisfaisants.

Enfin, l'iridectomie est indiquée comme opération *préventive,* et à ce titre, elle s'applique, avec le plus grand avantage, à la plupart des complications de la cataracte, que ces complications soient locales ou générales. On sait, en effet, que les cataractes compliquées d'adhérences sont celles qui offrent le moins de chances de succès, celles qui disposent le plus aux inflammations consécutives, celles enfin dont l'extraction est la plus délicate et la plus laborieuse ; l'iridectomie agit dans ces cas d'une manière certaine en facilitant les manœuvres opératoires, en diminuant la fréquence de l'inflammation et des autres accidents et enfin en augmentant les chances de succès. Ce que je viens de dire pour la cataracte adhérente peut s'appliquer à bien d'autres complications. Je dois donc à l'iridectomie les guérisons rapportées plus haut et j'ai la conviction intime que, sans elle, ces opérations n'auraient pas eu un résultat favorable.

Telles sont les indications vraies de l'iridectomie, opération que je considère comme une des plus belles conquêtes de la chirurgie oculaire, mais dont on aurait tort de vouloir faire des applications plus étendues comme semblent l'indiquer les publications de ces deux dernières années. Quant à son application à la cataracte simple, comme méthode générale, cette méthode ne donnera jamais les résultats brillants et parfaits au point de vue optique, de l'extraction ordinaire à lambeau.

CONCLUSIONS

1° L'iridectomie doit être employée comme la *méthode curative* la plus sûre du glaucôme aigu et chronique, du staphylôme et de l'irido-choroidite. Pratiquée avec discernement et avec quelques précautions, elle donne des succès incontestables, dans ces maladies qui étaient, il y a peu de temps encore, regardées comme incurables.

2° Elle doit être également appliquée comme *méthode restauratrice* aux opacités de la cornée, simples ou compliquées, et aux occlusions pupillaires.

3° Enfin, elle doit être employée comme *méthode préventive* dans la cataracte compliquée, tant pour les complications locales que pour les complications générales.

Suit, le relevé des maladies oculaires que j'ai eu à traiter pendant l'année 1866.

TABLEAU

DES OPÉRATIONS PRATIQUÉES PENDANT L'ANNÉE 1866

Par le Docteur Émile MARTIN.

		Guéris.
Iridectomies (Applications diverses soit à la cata-- racte, soit au staphylôme, soit au glaucôme, etc).	22	22
Cataractes simples (extraction à lambeau)......	7	6
Tumeurs et fistules lacrymales................	2	2
Paracentéses oculaires	2	2
Ptérygions...........................	1	1
Tonsure conjonctivale	1	1
Trichiasis	3	2
Entropions...........................	3	3
Kystes des paupières	3	3
Strabisme	1	1

TABLEAU

DES

MALADIES TRAITÉES SANS OPÉRATIONS PENDANT L'ANNÉE 1866

Par le Docteur Émile MARTIN.

Malades du Bureau de Bienfaisance et indigents. 182
Malades de la ville ou étrangers.............. 109

Ophthalmies catarrhales	35	35
— purulentes..................	28	27
— granuleuses..................	60	40
Kératites diverses.......................	28	22
Taies anciennes........................	19	8
Blépharites ciliaires....................	15	10
Iritis spécifiques	4	4
— rhumatismal...................	2	1
— chroniques	5	4
Choroïdites congestives.................	2	2
— atrophiques	3	incurables.
Staphylômes postérieurs avancés	14	station.
Corps flottants dans l'humeur vitrée........	8	id.
Rétinites pigmentaires..................	2	incurables.
Cancer de l'œil........................	1	id.
Exostose périorbitaire..................	1	id.
Tumeur gommeuse de la paupière..........	1	guéri.
Amauroses cérébrales (atrophie papillaire, œdème de la rétine), etc., etc............	8	incurables.
Névrites optiques...	2	2 guéris.
Décollements rétiniens....	2	1 id.
Paralysies de la 3me paire...............	3	2 id.
Maladies de l'accommodation..............	24	améliorés par des verres.
Hypopyons.........................	5	5 guéris.
Corps étrangers sur la cornée	6	6
Brûlures par de la chaux................	2	1
Cataractes commençantes.................	11	

Marseille. — Imprimerie Nouvelle A. Arnaud, rue Vacon, 21.